NOTICE

SUR LES EFFETS DE

L'EAU DE PÜLLNA

ET LA MANIÈRE DE L'EMPLOYER;

RÉDIGÉE POUR LES MALADES QUI VEULENT EN FAIRE USAGE,

par un médecin praticien de Berlin.

STRASBOURG,

IMPRIMERIE DE G. SILBERMANN, PLACE SAINT-THOMAS, 5.

1846.

1847

NOTICE.

Plus un remède est devenu populaire, plus il importe de rendre attentif aux effets qu'il peut produire, et de faire connaître la manière de s'en servir; car, si l'attente ne doit pas être trompée, il faut que le remède soit pris avec certaines précautions et en temps opportun. C'est bien plutôt la connaissance imparfaite des effets d'un remède que l'ignorance de son action qui fait commettre des erreurs dans son emploi.

Au nombre des remèdes populaires les plus estimés à juste titre se trouvent les eaux amères de la Bohème, pays si riche en sources minérales. Ces eaux sourdent d'une couche marneuse salifère, et s'écoulent tantôt librement et spontanément à la surface du sol, tantôt dans des puits creusés pour les recueillir.

L'eau de Püllna est la plus estimée de toutes. Les envois qu'on en fait dans des contrées lointaines, telles que la France, l'Angleterre, l'Amérique même, prouvent que sa réputation s'étend bien au delà des frontières du pays qui la produit.

Nous nous dispenserons de fatiguer le public auquel nous nous adressons par la description des environs de Püllna et des moyens qu'on emploie pour rendre son eau minérale propre au commerce et à l'exportation; d'une part, parce que cela a été souvent fait, et de l'autre, parce qu'il importe probablement fort peu aux lecteurs de cette notice d'y trouver des détails géographiques et géognostiques, leur intention étant seulement d'apprendre à connaître les vertus de l'eau en question. Par la même raison nous nous dispenserons de faire des citations et d'indiquer les auteurs qui ont traité des effets de cette eau. Le meilleur éloge qu'on en puisse faire est de dire que la quantité que les fermiers de la source en recueillent annuellement est immense, et que depuis près de trente ans la ferme est toujours restée dans les mêmes mains.

Nous ajouterons, pour éviter toute erreur, que l'eau de Püllna est livrée à la consommation dans des cruchons de grés bien cuits et dépourvus d'anse, contenant, les grands, environ 58 onces (1750 grammes) d'eau, et les petits 20 onces (600 grammes). Sur chaque cruchon se trouve un cachet au milieu duquel on voit le chiffre du propriétaire des sources, *Albrecht Ullbrich*, et autour on lit les mots : *Püllnaer Bitterwasser*. Le même cachet se trouve imprimé dans la poix dont le bouchon est recouvert, ainsi que sur l'extrémité libre de celui-ci.

L'eau de Püllna est claire, d'une couleur jaune verdâtre, et ne dépose pas. En la versant dans le verre, elle dégage de petites bulles d'acide carbonique. Sa saveur est amère et légèrement salée ; elle n'est pas désagréable à tout le monde, et peut d'ailleurs être corrigée, comme nous l'indiquerons plus bas. En tout cas, l'eau de Püllna est moins repoussante que l'eau amère artificielle, et pour ce motif l'eau naturelle sera toujours préférée par les malades. Sa température est plus élevée que celle de l'eau de source ordinaire d'environ 5° Réaumur, parce que l'eau minérale contient plus de principes fixes ; par la même raison elle ne se congèle pas non plus aussi facilement, et ne s'altère pas en hiver. En général elle se conserve longtemps, car elle ne renferme aucun élément qui favorise sa décomposition.

Aussitôt que l'attention a été dirigée sur les effets bienfaisants de l'eau de Püllna, on en a fait des analyses chimiques qui ont été souvent répétées et exécutées avec soin depuis le commencement du siècle actuel. Ces analyses n'ont pas toujours donné des résultats identiques. Une des plus récentes, faite par un homme bien connu dans la science, le docteur FICINUS, de Dresde, diffère essentiellement de toutes les autres, en ce qu'elle tend à établir que la base de l'eau de Püllna n'est pas le sulfate de soude (sel de Glauber), comme on l'avait avancé, mais le sulfate de magnésie (sel amer ou d'Epsom). D'autres différences moins importantes, qu'on trouve dans l'analyse de M. FICINUS, sont probablement le résultat de la différence des conditions locales et de la manière de procéder de ce chimiste. Nous n'en ferons pas mention, parce que notre but est un but pratique et non scientifique. Aussi ne donnons-nous que deux analyses détaillées : la première est celle de M. STRUVE; elle fait connaître les résultats obtenus par ce chimiste en 1836; la seconde est de M. FICINUS, qui a opéré dix ans plus tard. Toutes deux ont été faites sur une même quantité d'eau minérale, une livre de seize onces (500 grammes).

ANALYSE DE M. STRUVE.

Sulfate de soude (sel de Glauber) . .	125,800
— de magnésie (sel amer). . .	93,086
— de potasse	4,800
— de chaux.	2,600
Hydrochlorate de magnésie	16,666
Carbonate de magnésie	6,406
— de chaux.	0,005
Silice	0,176
	247,557

ANALYSE DE M. FICINUS.

Sulfate de soude (anhydre)	10,125
— de magnésie (id.).	96,975
— de potasse (id.)	82,720
— de chaux (id.).	0,800
Hydrochlorate de magnésie (id.). . .	19,120
Carbonate de magnésie (id.). . . .	2,280
— de chaux (id.)	0,760
Phosphate de soude (id.).	0,290
Nitrate de magnésie (id.).	4,602
Crénate de magnésie (id.).	4,640
Bromure de magnésium	0,588
	222,900

Plus, des traces de lithine et d'oxide de fer.

Produits gazeux.

Acide carbonique. .	0,49 p. c.
Oxigène	0,21
Azote	0,18

La différence des résultats de ces deux analyses est frappante. En effet, tandis que dans la première le sulfate de soude forme la moitié de tous les produits solides, il n'y entre plus que pour un vingtième dans la seconde ; la quantité de sulfate de magnésie, au contraire, est restée à peu près la même. Il est à remarquer encore que M. STRUVE ne dit pas s'il a entendu parler de sels privés de leur eau de cristallisation ; si son calcul concernait des sels cristallisés, toutes ses quantités seraient diminuées par le poids de l'eau de cristallisation, qu'il faudrait déduire. Alors le total des produits solides qu'il a indiqués serait moins considérable, et se rapprocherait de celui obtenu par M. FICINUS. Il est du reste assez indifférent, quant à l'action du remède, si c'est le sulfate de soude ou le sulfate de magnésie qui y prédomine, puisque l'effet de ces deux sels sur l'économie est à peu près le même, et que dans la dernière analyse la diminution de la quantité du sulfate de soude est compensée par la quantité de sulfate de potasse ; qui agit dans un sens analogue.

L'analyse de M. Ficinus fait connaître en outre plusieurs principes dont l'existence dans les eaux de Püllna était ignorée jusqu'alors ; tels sont le nitrate et le crénate de magnésie, le bromure de magnésium et les traces de lithine et d'oxide de fer. Enfin M. Ficinus est le premier qui ait indiqué la proportion des principes gazeux.

De pareilles différences dans les analyses entreprises par divers chimistes n'existent pas seulement dans l'analyse de l'eau de Püllna, mais encore dans celle de toutes les eaux minérales. C'est ainsi que l'analyse de l'eau de Saidschütz par M. Reuss diffère en bien des points de celle de M. Struve et de celle de M. Berzélius, faites plus tard.

La remarque de M. Reuss, qui dit que l'eau de Püllna doit différer essentiellement dans son action de celle de Saidschütz, parce qu'elle ne contient pas de nitrate de magnésie et de sulfate de potasse, n'est pas juste, puisque l'analyse de M. Ficinus prouve que l'eau de Püllna renferme une plus grande quantité de sulfate de potasse que celle trouvée en 1859 dans l'eau de Saidschütz, par M. Berzélius. La petite quantité de fer [1], à laquelle on veut faire jouer un grand rôle dans cette dernière, est également démontrée maintenant dans l'eau de Püllna ; mais les inconvénients que pourraient avoir l'une et l'autre eau minérale, ne seront pas corrigés par ce métal, ni dans l'une ni dans l'autre.

Ce qu'il y a de plus important à savoir pour le médecin praticien, et par conséquent aussi pour le public, c'est que

[1] D'après Berzélius, carbonate de fer et carbonate de manganèse, ensemble 0,1902.

l'eau de Püllna est celle de toutes les eaux amères qui renferme le plus de sels fixes : 222,900 grains, d'après M. Ficinus. L'eau de Saidschütz n'en contient que 178,658, d'après M. Berzélius[1]. Nous ferons observer de plus, que la première a moins de sels insolubles, c'est-à-dire de sels de chaux, que la seconde, ce qui augmente encore son énergie et sa digestibilité ; car les sels solubles sont seuls actifs. L'eau de Püllna ne renferme que 0,760 de carbonate de chaux et 0,800 de sulfate calcique ; ensemble à peu près nn grain et demi sur une livre d'eau.

C'est à ses principes fixes que l'eau amère doit ses propriétés principales ; et comme quelques-uns de ces principes ne s'y trouvent qu'en très-petite quantité et n'ont pas d'action évidente sur l'organisme, nous pouvons considérer avec raison le sulfate de magnésie et le sulfate de soude, ainsi que le phosphate sodique, comme les bases, et les autres sels, notamment le nitrate et l'hydrochlorate de magnésie, comme des adjuvants. Il est inutile de parler de la vertu de chacun de ces principes en particulier, car c'est surtout par leur réunion dans le même véhicule qu'ils produisent l'effet connu. Mais on peut dire que chacun de ces principes forme par lui-même un médicament précieux ; que le sulfate de magnésie et le sulfate de soude sont fréquemment employés seuls ; que le sulfate de potasse est un remède très-ancien, connu sous le nom d'*arcane double* (*panacœa duplicata, arcanum duplicatum*), et qui était surtout employé chez les femmes enceintes et en couches, à cause de la douceur de son action. Il existe un autre élément dans l'eau de Püllna, qui mérite d'être remarqué, c'est l'*acide carbonique libre*, qui agit d'une manière calmante et antispasmodique sur le canal digestif. L'effet plus énergique des sulfates de soude et de magnésie se trouve

[1] Comparez Reuss, *Das Saidschützer Bitterwasser, chemisch untersucht von* J. Berzelius. Prag 1840.

ainsi aidé et modéré par le sulfate de potasse et l'acide carbonique.

Effets de l'Eau de Püllna.

Il est généralement connu que l'eau de Püllna est purgative. C'est là sa propriété principale et qui fait qu'on l'emploie journellement. Elle agit donc surtout sur le canal digestif.

On appelle *canal digestif* toute la longueur du tube intestinal, depuis la bouche jusqu'à l'anus. Dans l'étendue de ce canal, la digestion s'accomplit, et par son moyen la nutrition du corps entier. Les éléments nutritifs préparés dans le canal intestinal, y sont pompés par des vaisseaux particuliers, et conduits dans le courant de la circulation, tandis que le résidu alimentaire est d'abord poussé dans le gros intestin, et ensuite chassé hors du corps par les selles. La décomposition des aliments dans le tube digestif se fait au moyen des humeurs sécrétées à toute la surface interne de ce dernier par des follicules muqueux qui s'y trouvent répandus en très-grand nombre, et au moyen de la bile préparée par le foie, et du suc pancréatique, qui coulent dans l'intestin au moment de la digestion. La marche des matières alimentaires est déterminée par les contractions des intestins. C'est par conséquent dans le canal digestif que se trouve le point de départ de la nutrition de tout le corps. De la digestion dépend la qualité plus ou moins bonne du sang, et de la qualité de ce dernier, la nutrition plus ou moins parfaite du corps. La fonction digestive est par conséquent complexe, et exige avant tout une organisation et une action normales de la membrane muqueuse, des follicules sécréteurs, du foie, du pancréas et des fibres musculaires du canal : alors seulement la composition du sang peut devenir bonne. Le trouble de la fonction d'une des parties qui viennent d'être nommées est immédiatement suivi de la

*

perturbation de la santé, et, à moins que la nature ne répare elle-même le trouble, l'emploi de médicaments dont la propriété est capable de le faire cesser devient urgent.

Un moyen qui peut modifier avantageusement les fonctions d'une partie du corps aussi importante que le canal digestif, est par conséquent d'un grand prix. Voyons en quoi consistent les modifications qui sont dues à l'eau de Püllna.

Nous avons dit que l'eau amère est *purgative*. L'action purgative consiste dans l'augmentation d'action des organes susnommés, suivie de mouvements péristaltiques plus énergiques de l'intestin. De cette augmentation d'activité résultent les effets suivants :

1° Le contenu du canal intestinal devient plus liquide et les sécrétions du foie, etc., sont augmentées.

2° Ces matières cheminent plus facilement et avec plus de célérité dans l'intestin.

Toute sécrétion a sa source dans le sang et s'opère par des organes glanduleux, tels que ceux qui viennent d'être nommés. Si donc l'eau amère active les sécrétions, elle produit indirectement :

3° Une diminution de la masse du sang, puisque celui-ci doit abandonner une partie de ses éléments constitutifs. C'est ce qui a fait dire que l'eau amère est dissolvante et dépurative.

Enfin, par suite de l'augmentation d'action des organes en question, le sang est attiré vers l'intérieur du corps, ce qui donne lieu :

4° A une véritable dérivation; c'est-à-dire que le sang se retire d'autres organes, ou y afflue en moindre quantité.

Il résulte de là que l'eau de Püllna a une double action ; une action *directe*, en ce qu'elle liquéfie le contenu du canal digestif et le fait glisser plus vite, qu'elle excite le foie et la sécrétion biliaire, avec toutes les conséquences qui en découlent; et une action *indirecte*, en diminuant la masse du sang et en l'attirant vers d'autres organes.

Cette manière d'opérer de l'eau de Püllna est cause que la circulation n'est pas accélérée par son usage et qu'elle n'est pas, comme on s'exprime vulgairement, échauffante, comme par exemple l'aloës, qui entre presque toujours dans la composition des pilules purgatives qu'on vend au public, mais qu'elle rentre dans la classe des purgatifs rafraîchissants.

5° En même temps que l'eau de Püllna augmente les sécrétions de l'appareil digestif, elle excite l'action des reins et favorise la sécrétion urinaire. Or les reins se trouvent, par l'importance de leur fonction, en seconde ligne des organes dépuratifs de l'économie.

6° Cette eau augmente la transpiration cutanée.

Elle produit cet effet quand on la boit en assez grande quantité, c'est-à-dire à la dose de quatre, huit, douze ou seize onces (400 à 500 grammes); à peu près un verre à boire ordinaire. Il est facile de comprendre que plus la dose est forte, plus l'effet sera marqué. Ce n'est pas pourtant que l'effet produit soit toujours en rapport avec la quantité d'eau avalée; il y a des exceptions à la règle, mais elles sont rares.

A petite dose, l'action purgative de l'eau amère est peu prononcée, la sécrétion intestinale est légèrement augmentée, les mouvements de l'intestin sont plus actifs, et les organes sécréteurs un peu excités : le résultat est une digestion plus facile; en même temps la sécrétion urinaire est plus abondante. Par une excitation plus forte de la muqueuse intestinale, les sécrétions digestives augmentent et toutes les autres diminuent relativement. A dose forte, l'effet est plus prononcé; il s'établit une véritable diarrhée plus ou moins intense, suivant la quantité d'eau qui a été avalée et suivant la constitution, le tempérament ou la disposition momentanée de la personne qui en fait usage. Cette diarrhée cependant n'est pas accompagnée de coliques; d'abord les matières partent liquides et en petite quantité, et sont entremêlées de mucosités, plus tard les selles deviennent tout à fait séreuses; à la diarrhée succèdent ensuite des garderobes d'une certaine consistance.

L'effet de l'eau de Püllna dépend aussi de la durée de son usage. A petites doses, on peut en boire pendant un certain temps; alors elle active les fonctions de la digestion. A dose plus forte, elle provoquerait de l'irritation, si on en prolongeait l'usage. Les organes digestifs fonctionneraient mieux pendant quelque temps, mais ensuite l'eau les fatiguerait et donnerait lieu au plus haut degré aux dérangements contre lesquels on l'a d'abord employée. Si l'on cite des personnes qui ont pu, sans inconvénient, en avaler des quantités énormes, cela prouve plus en faveur de leur estomac et de leur bonne constitution, que l'innocuité de l'emploi de doses exagérées de notre eau minérale.

L'eau de Püllna convient en général dans les cas suivants:

1° Pour évacuer le canal digestif qui est dans un état de torpeur, par un moyen prompt et non échauffant.

2° Pour augmenter les sécrétions du canal intestinal et du foie.

3° Pour opérer une prompte dérivation du cerveau, des yeux, de la poitrine, etc.

4° Pour débiliter le corps par une diminution de l'activité circulatoire, en enlevant au sang quelques-uns de ses principes constitutifs.

5° Pour atteindre plusieurs de ces fins par un usage répété de l'eau, activer les sécrétions en général et la nutrition, et entretenir l'activité exaltée du foie, la circulation du bas-ventre, et améliorer la masse du sang.

On comprend facilement que les indications qui viennent d'être énumérées peuvent se présenter dans les maladies les plus diverses; car, non-seulement un grand nombre de maladies prennent naissance ou ont leur siége dans le tube digestif, que les aliments doivent traverser avant de pouvoir servir à la réparation du sang, mais des maladies d'autres organes peuvent réagir sur le canal intestinal.

Il n'est pas possible de faire connaître ici tous les cas dans lesquels le médecin peut trouver l'eau de Püllna utile. Ce n'est pas non plus le but de cette notice; car on ne pourrait qu'induire le public en erreur : pour connaître toutes les applications d'un médicament, il faut avoir étudié la médecine. Il aurait été tout à fait inutile de procéder dans notre description comme si elle avait été adressée aux médecins; car en supposant, par exemple, qu'un de nos lecteurs voulût entreprendre de traiter la fièvre nerveuse, contre laquelle on prescrit souvent en France l'eau minérale purgative, aurait-il seulement été capable de reconnaître cette maladie aux signes que nous aurions énumérés? On n'a donc pu que faire mention ici de ces indispositions ordinaires que tout le monde peut facilement reconnaître, et prémunir le public contre les abus de l'usage de notre eau, qui ne pourraient que faire du tort à ce remède, si utile quand il est employé en temps et lieu opportuns.

Usage de l'Eau de Püllna dans différentes maladies.

Les maladies qui reconnaissent en partie les causes que nous avons énumérées, et dans lesquelles l'eau de Püllna peut rendre de grands services, seront indiquées d'une manière plus détaillée ci-dessous. Nous avertissons en passant, qu'en tous cas il est prudent de consulter un médecin; car d'une part l'indisposition la plus légère peut dégénérer en maladie grave; de l'autre, nous n'avons pu indiquer que les symptômes les plus saillants des affections les plus communes, dans lesquelles l'eau de Püllna peut être employée avec avantage. Loin d'encourager le public à se traiter lui-même, nous voulons prévenir les inconvénients qui en pourraient résulter.

Constipation.

Nous avons dit qu'on emploie l'eau amère quand le canal intestinal est dans un état de torpeur. La constipation en est le signe principal ; elle complique la plupart des indispositions suivantes :

On l'observe fréquemment chez des personnes du reste assez bien portantes, par suite du défaut d'action de l'extrémité inférieure de l'intestin. On reconnaît cette cause au défaut d'évacuation alvine, accompagné d'une sensation de plénitude dans le bas-ventre. L'abdomen est un peu gonflé et il existe un malaise extraordinaire. La langue est humide et blanchâtre. Si cet état dure plusieurs jours, il s'y joint un mauvais goût à la bouche, de l'anorexie, une haleine impure, de la soif, des borborygmes, de la pesanteur dans les jambes, de l'anxiété et du mal de tête. Cet état est ordinairement occasionné par l'usage d'une nourriture trop abondante ou de difficile digestion, et par le repos forcé chez des personnes habituées au mouvement. Un petit ou un grand verre d'eau de Püllna, suivant l'âge de la personne, remédiera promptement à cette indisposition. On fera bien de boire l'eau une heure avant le café ou à jeun, ou bien le soir avant de se coucher. Dans ce dernier cas, l'effet s'en fait sentir le matin de bonne heure.

La constipation est sujette à récidive chez beaucoup de personnes qui mènent habituellement une vie sédentaire et sont privées d'air libre. Elle existe pour cette raison fréquemment chez beaucoup d'artisans qui travaillent dans la position assise, chez des employés qui sont attachés toute la journée à leurs bureaux, chez les femmes, qui se donnent en général beaucoup moins de mouvement que les hommes, et chez les personnes âgées. Il est clair que l'eau de Püllna ne peut remplacer ni l'air ni le mouvement, et qu'elle ne peut que soulager momentanément. A ces personnes nous conseillons, dès qu'elles s'aperçoivent d'une irrégularité dans les fonctions digestives, pour leur éviter une indisposition plus grave ou une véritable maladie, de prendre de temps en temps, par exemple tous les quatre ou cinq jours, matin et soir, un petit verre au plus d'eau de Püllna, pour obtenir quelques fortes selles, et de respirer ensuite l'air libre.

La constipation peut aussi être en partie le résultat d'un défaut de sécrétion du canal intestinal, et par suite d'une torpeur de l'appareil musculaire; car il est évident que l'intestin expulsera plus facilement des matières molles ou liquides que des matières sèches et dures. C'est pour cette raison que la constipation accompagne les maladies fébriles, au commencement desquelles la sécrétion est arrêtée, comme par exemple au commencement du rhume de cerveau, où le nez est sec. Dans cet état l'eau amère seule, ou comme moyen accessoire, trouve encore utilement son application. Mais toute maladie accompagnée de fièvre doit être soumise à l'appréciation et au jugement d'un medecin.

Les selles sont rares chez des personnes paralysées et qui par conséquent ne peuvent pas se donner de mouvement, par ce motif et aussi parce que les fibres musculaires du canal intestinal participent souvent à la paralysie. L'eau de Püllna prise de temps en temps, convient également à cette catégorie de malades, s'il n'y a pas de contre-indication toutefois, ce qu'un homme de l'art est seul capable de bien reconnaître.

La constipation peut encore être occasionnée par des

corps étrangers autres que des matières fécales durcies, comme par exemple des noyaux de cerises, des concrétions pierreuses développées dans le canal intestinal, des vers et autres amas extraordinaires, ou par des excroissances, des rétrécissements. Dans des cas semblables, l'eau de Püllna peut guérir ou au moins soulager.

Chez les femmes, la constipation habituelle est quelquefois accompagnée de menstruation irrégulière. Par l'usage de l'eau de Püllna, les règles reprennent leur cours normal.

Chez les femmes enceintes, la compression que la matrice exerce sur les organes digestifs, et dans l'état de vacuité de l'utérus, la rétroversion de cet organe, déterminent la constipation. L'eau de Püllna procurera dans presque tous les cas du soulagement.

Les personnes qui ont eu la colique saturnine feront bien de prendre quelques doses d'eau amère aussitôt qu'elles remarqueront les premiers symptômes de cette maladie. Le reste du traitement est l'affaire du médecin.

La constipation est aussi habituelle aux personnes affectées d'hémorrhoïdes, et ces malades sont beaucoup soulagés par des selles régulières. Les hémorrhoïdaires se plaignent de bouffées de chaleur, de pesanteur dans les membres, de maux de reins, d'ardeur dans le ventre; ils éprouvent souvent le besoin d'aller à la selle, sans pouvoir y satisfaire; il y a constipation; les excréments sont durs : souvent aussi il se joint à ces symptômes des dérangements dans les voies urinaires. Par l'anus il s'établit un écoulement muqueux ou sanguinolent, qui provient des tumeurs hémorrhoïdales. L'eau de Püllna est très-utile dans ces cas; non-seulement elle fait cesser la constipation, mais elle provoque le flux hémorrhoïdal supprimé. Si l'eau minérale fatiguait à la longue les organes digestifs, on y remédierait en y ajoutant de la poudre aérophore. En tout cas, les hémorrhoïdaires feront mieux de boire de l'eau de Püllna que de faire usage de remèdes échauffants, comme sont par exemple les pilules dites *royales, d'Osnabrück*, etc., parce que ces moyens ne font qu'augmenter la congestion de sang dans les vaisseaux abdominaux.

Toutes ces maladies sont fréquemment accompagnées de pléthore abdominale et d'affections du foie. Nous verrons tout à l'heure que dans ces cas l'eau de Püllna peut encore soulager.

Maladies de l'estomac.

Dans bien des maladies de l'estomac, l'eau de Püllna devient un remède accessoire utile. Les malades qui souffrent de l'estomac ont après les repas une sensation désagréable de tension et de gonflement à l'épigastre, comme s'ils avaient trop mangé. Cette sensation devient douloureuse chez les personnes délicates, et peut être suivie d'accidents divers. La région de l'estomac s'élève, en même temps il coule dans la bouche une eau fade ou aigre, accompagnée dans certains cas d'envies de vomir ou de vomissements. Les malades n'ont pas d'appétit; la langue est blanche, la soif naturelle. Le plus souvent il y a constipation. Un usage modéré de l'eau de Püllna, dont on peut augmenter à volonté la proportion d'acide carbonique libre, peut devenir un remède accessoire très-utile, malgré l'idée généralement répandue que l'eau amère débilite ou affaiblit l'estomac.

Chez les buveurs de profession ou d'habitude, il survient peu à peu un dérangement analogue de l'estomac. Chez ces malades aussi notre eau minérale convient pour stimuler le canal digestif.

Des signes à peu près semblables s'observent également dans les cas de maladies organiques profondes de l'estomac, et dont il est inutile d'énumérer ici les signes pathognomoniques. Même dans ces sortes de maladies, l'eau de Püllna peut trouver son application et devenir un moyen de soulagement.

Maladies du foie.

Chez les personnes que l'on dit être malades du bas-ventre, on remarque presque toujours un trouble dans les fonctions du foie. Ces maladies sont caractérisées par une sécrétion bilieuse viciée, d'où des troubles de la digestion et de l'action des intestins. Soit que ces troubles dépendent d'une stase sanguine dans les vaisseaux du bas-ventre, ou que le foie lui-même ait déjà éprouvé des modifications morbides, qu'il soit gonflé, que ses fonctions soient dérangées par une transformation organique, ou qu'il y ait des calculs dans la vésicule biliaire; dans tous ces cas le canal digestif est également en souffrance. Le teint des malades est jaunâtre, terreux; généralement ils accusent une sensation douloureuse à la région du foie, qui s'étend quelquefois jusqu'au bras correspondant. Ils éprouvent, notamment après les repas, des oppressions, ont des rapports; les régions du foie et de l'estomac sont gonflées et sensibles à la pression, la langue est blanchâtre, les selles sont rares; la maladie est chronique. Dans certains cas l'eau de Püllna est indiquée; mais il ne faut l'employer que sur la prescription du médecin.

Il en est de même de la jaunisse, dont les signes principaux sont : la coloration jaune de la peau et du blanc de l'œil, les selles grises blanchâtres et rares, et la couleur foncée de l'urine.

Un état analogue se rencontre quelquefois chez des personnes qui ont éprouvé de fortes commotions morales, ou il se développe pendant les chaleurs de l'été. Les malades perdent l'appétit, ont la bouche amère, de la sensibilité à la région de l'estomac, sentent de la bouche, sont constipées et ont le ventre gonflé et des borborygmes. Une purgation avec l'eau de Püllna peut prévenir le développement de maladies graves.

Nous avons dit plus haut que l'eau de Püllna produit aussi un effet indirect, dérivatif et dissolvant. C'est dans ce but qu'on la prescrit dans plusieurs des maladies que nous venons de passer en revue, par exemple les hémorrhoïdes et les maladies du foie. Mais il est d'autres états où ces propriétés indiquent son usage d'une manière toute spéciale. Ce sont les cas suivants. Dans ceux-ci on ne l'emploie pas parce qu'il y a constipation, quoique cet état puisse exister, mais on veut provoquer un flux de ventre, augmenter les sécrétions intestinales, pour prévenir des maladies imminentes.

Pléthore générale ou locale.

L'eau de Püllna convient aussi dans les cas de pléthore en général, soit qu'il y ait trop de sang dans l'économie, soit qu'il n'y ait que stase sanguine dans un ou plusieurs organes. Dans ces cas les malades ont la face rouge ou le teint foncé, des bouffées de chaleur, du mal de tête, des vertiges, des étincelles devant les yeux, des battements de cœur, de l'oppression de poitrine, et transpirent facilement. Le pouls varie suivant le tempérament; il serait inutile de s'y arrêter ici. Souvent les fonctions digestives sont en même temps troublées, d'ordinaire il y a paresse du ventre. Dans ces cas, l'eau de Püllna seule ou avec la saignée rendra de bons services.

Souvent il existe une congestion, c'est-à-dire une accumulation de sang vers une partie du corps. Nous avons déjà dit que cela s'observe chez les hémorrhoïdaires ou chez les personnes atteintes de maladies du foie. Dans ces cas, ce sont les vaisseaux du bas-ventre qui se trouvent distendus par le sang, parce que la circulation y est ralentie. Il en résulte ces états connus sous le nom d'*obstructions*. On observe les signes que nous avons déjà indiqués ; de plus les malades sont souvent impatients et préoccupés de reconnaître tous les symptômes de leur indisposition, et en découvrent tous les jours de nouveaux. Ou bien la tête est le siége de la congestion, ce qui donne lieu aux symptômes suivants : mal de tête, bluettes, tintement d'oreilles, vertiges, envies de vomir, constipation et lassitude. Si c'est vers la poitrine que le sang afflue, on remarque de la dyspnée, des battements de cœur et des vertiges. Dans toutes ces circonstances, l'eau de Püllna, en même temps que la saignée, est recommandable, et suffit souvent seule pour faire disparaître tous les symptômes du mal.

Il peut aussi y avoir congestion de sang vers la peau. Ceci se remarque dans certaines maladies cutanées fébriles, dans les cas de démangeaisons fatigantes, de boutons ou clous, auxquels sont ordinairement sujettes des personnes qui ont des dérangements de bas-ventre. L'eau minérale purgative prise avec modération se montre aussi très-utile dans ces circonstances.

Affections diverses.

Dans certaines formes de maladies syphilitiques, on a eu recours avec succès aux purgatifs salins, en faisant observer en même temps une diète sévère.

L'eau de Püllna devient encore un bon adjuvant dans le traitement des inflammations d'organes. Nous nous dispensons de nommer ces maladies, parce que le médecin seul est apte à les reconnaître et à les traiter. Il suffit d'en avoir parlé. Nous ajouterons qu'il y a encore beaucoup d'autres cas dans lesquels le médecin peut faire une application avantageuse de notre eau minérale.

Faisons connaître, en terminant, quelques erreurs dans lesquelles on tombe si souvent dans l'habitude ordinaire de la vie, relativement aux purgatifs.

Beaucoup de personnes atteintes d'une hernie qui jusqu'alors ses laisait réduire avec une grande facilité, ont recours à l'eau amère, quand la hernie est devenue tout à coup irréductible et qu'il s'est déclaré de la constipation et des coliques. Ce procédé est très-blâmable, parce qu'il ne fait qu'empirer le mal et augmente la difficulté de refouler la hernie. Dans les cas seulement où la hernie est ancienne et irréductible, il est permis d'employer les purgatifs pour combattre les coliques. Dans de pareilles occurrences on devrait toujours faire appeler un médecin.

Contre-indications.

L'usage de l'eau de Püllna est contre-indiqué dans tous les cas de diarrhée, et des personnes qui ont eu la dyssenterie ou qui ont une grande disposition au flux de ventre, ne devraient jamais y avoir recours légèrement, lors même que tout leur en promet un heureux effet. Elle ne convient pas non plus à des convalescents affaiblis par de longues maladies et sujets à la constipation; pour eux il existe des remèdes plus doux.

Manière de faire usage de l'eau de Püllna.

La manière de faire usage de l'eau de Püllna est très-simple. Il résulte de ce qui précède qu'on l'emploie tantôt comme purgatif ordinaire, tantôt pendant un certain laps de temps et dans des intentions multiples. Dans le premier cas, la personne qui veut s'en servir en prend une plus ou moins grande quantité, suivant qu'elle est facile à émouvoir, depuis un verre à boire ordinaire jusqu'à deux ou trois grands verres. Le moment le plus favorable c'est le matin, à jeun, ou encore le soir avant de s'endormir, auquel cas elle produit son effet le lendemain matin. On n'en

améliore pas la saveur par des choses douces, mais bien
par du lait ou du petit-lait. Cette addition est surtout à
recommander aux personnes qui veulent boire de notre eau
purgative pendant un certain temps, et nous conseillons
ce procédé pour les petits enfants, dont les plus difficiles
avalent volontiers cette eau quand on y a ajouté un tiers
de lait ou un peu de sucre.

Lorsqu'on veut continuer pendant quelque temps l'usage
de l'eau de Püllna, on en prend de plus petites quantités
à la fois, un jusqu'à trois petits verres, le matin à jeun,
après le déjeuner, froide ou tiède. Les personnes dont le
canal intestinal est malade ne doivent en boire que de deux
jours l'un; de plus elles peuvent augmenter la quantité
d'acide carbonique qui y est renfermée, en y ajoutant à
peu près une cuillerée à café de poudre aérophore. On
prend la poudre dans la bouche et on verse l'eau par-dessus.
L'acide carbonique se dégage par le contact de l'eau, et
on l'avale en même temps que celle-ci.

Des expériences récentes ont fait connaître une nouvelle
méthode d'emploi de l'eau de Püllna, qui est précieuse.
Il était à présumer, par suite de l'analogie de composition
des eaux de Püllna et de Carlsbad, que toutes deux agi-
raient de la même manière sur l'économie, si l'on égali-
sait la différence de température. Cette attente n'a pas
été trompée, en faisant chauffer artificiellement l'eau de
Püllna. Selon qu'on veut produire un effet plus ou moins
intense, par exemple sur les fonctions de la peau, du foie
et du canal intestinal, selon qu'on veut imiter, dans les
cas particuliers, par exemple l'eau du *Theresienbrunnen*
ou du *Muhlbrunnen* de Carlsbad, on chauffe une portion
de six onces environ (200 grammes) d'eau de Püllna dans
un vase de porcelaine, jusqu'à 42° ou 46° Réaumur, et
on avale dans l'espace de quatre à cinq minutes cette
eau chauffée. Au bout d'un quart-d'heure on renouvelle

la même dose, et ainsi autant qu'on l'aurait fait de l'eau de Carlsbad, cinq, six, huit fois dans la matinée.

Des malades auxquels le médecin prescrit l'eau de Carlsbad, et qui par position de fortune ou par devoir ne peuvent pas s'y rendre, se trouveront très-bien de cette substitution. Même les personnes aisées qui ont passé une ou plusieurs saisons à Carlsbad, et qui sont habituées à ces eaux, peuvent, si elles trouvent leur emploi encore nécessaire, faire une *cure d'hiver* avec l'eau de Püllna ainsi préparée, pendant quinze jours ou trois semaines. L'expérience a prouvé qu'on obtient de l'eau de Püllna, dont la température a été élevée au degré de celle de Carlsbad, absolument les mêmes effets par les selles et les urines.

Du reste les mêmes précautions doivent être observées, quand on prend l'eau de Püllna, comme pour l'usage des eaux minérales en général. Tout le monde sait qu'en été ces cures réussissent mieux qu'en hiver, surtout parce qu'on peut jouir de l'air libre ; cependant la saison chaude de l'année n'est pas absolument nécessaire pour cela, et il n'y a pas d'eau minérale qui puisse être employée, comme l'eau de Püllna, dans tous les moments de l'année, à cause de la facilité avec laquelle elle se digère et se conserve dans les cruchons. En en faisant usage, il faut éviter les aliments lourds, gras, flatulents, âcres et acides, et les boissons spiritueuses, qui ne conviennent déjà pas aux personnes qui se purgent pour raison de santé. Pendant la cure on doit mener une vie régulière, prendre un peu de distraction et considérer l'usage de l'eau purgative comme une chose principale et non pas comme un accessoire.

FIN.